Mustafa Shaban

Hipotermia nos idosos

AF526383

Mustafa Shaban

Hipotermia nos idosos

ScienciaScripts

Imprint

Any brand names and product names mentioned in this book are subject to trademark, brand or patent protection and are trademarks or registered trademarks of their respective holders. The use of brand names, product names, common names, trade names, product descriptions etc. even without a particular marking in this work is in no way to be construed to mean that such names may be regarded as unrestricted in respect of trademark and brand protection legislation and could thus be used by anyone.

Cover image: www.ingimage.com

This book is a translation from the original published under ISBN 978-3-659-86004-1.

Publisher:
Sciencia Scripts
is a trademark of
Dodo Books Indian Ocean Ltd. and OmniScriptum S.R.L publishing group

120 High Road, East Finchley, London, N2 9ED, United Kingdom
Str. Armeneasca 28/1, office 1, Chisinau MD-2012, Republic of Moldova, Europe
Printed at: see last page
ISBN: 978-620-8-33777-3

Copyright © Mustafa Shaban
Copyright © 2024 Dodo Books Indian Ocean Ltd. and OmniScriptum S.R.L publishing group

Resumo

A hipotermia entre as pessoas idosas é um dos problemas mais ocultos que necessitam de mais atenção, devido à gravidade, aos efeitos negativos e às consequências da hipotermia. As pessoas idosas correm um maior risco de hipotermia devido às alterações fisiológicas do seu corpo, existem muitos factores de risco que levam a um aumento do risco de ataques de hipotermia nas pessoas idosas, a prevenção da hipotermia é uma questão crítica para todos os enfermeiros de saúde comunitários e a aplicação do modelo de prevenção de três níveis nos cuidados prestados às pessoas idosas em risco de ataques de hipotermia.

Palavras-chave: idosos, hipotermia, enfermeiro de saúde comunitária

Índice de conteúdo

CAPÍTULO 1

INTRODUÇÃO

O mundo está a mudar, pelo que, atualmente, o número de pessoas com 60 anos ou mais em todo o mundo é de cerca de 600 milhões e este número duplicará até 2025, prevendo-se que atinja os dois mil milhões em 2050. A maioria deste número vive em países em desenvolvimento, o que exige uma maior atenção a estes grupos. Pensa-se que a razão do aumento do número de geriatras está relacionada com a teoria do baby boom após a 2nd guerra mundial e com o desenvolvimento dos serviços de saúde e a reforma do sector da saúde nestes países (OMS, 2015)

As pessoas idosas podem ser descritas como estando a aproximar-se do fim do ciclo de vida. A velhice é classificada em diferentes categorias: jovem idoso como a idade entre 60 anos e 65 anos, idoso de 65 a 75 anos, idoso de 75 a 85 anos e elite acima de 85 anos (Sahyoun, Lentzner, Hoyert, & Robinson, 2011),

A população geriátrica não é descrita apenas pela idade, há muitos esforços para descrever e definir a velhice, especialmente em termos de capacidade para servir a comunidade, os idosos que vivem na comunidade podem constituir desafios mais complexos no que diz respeito ao planeamento de funcionários em contextos de cuidados de longa duração, porque a regulamentação destes serviços exige estratégias mais complexas por parte dos governos (Centers for Disease Control and Prevention, 2012)

As pessoas idosas têm caraterísticas diversas no que respeita ao estado físico e mental, bem como à vulnerabilidade a doenças. Esta variação no estado de saúde, na situação social e no ambiente em que vivem dificulta a sua proteção em situações de emergência (Runo, 2014)

À medida que este grupo avança na idade, a capacidade do seu corpo para manter a hemostase diminui significativamente. Há mudanças nos seus corpos e declínio nas funções dos órgãos que mantêm os seus corpos capazes de enfrentar ameaças do ambiente externo, há uma diminuição na função do coração como diminuição da saída do coração com cada contração resultando em aumento da pressão arterial também aumenta a incidência de aterosclerose (Hanna & Tait, 2015) .

A hipotermia nos idosos é um dos problemas mais ocultos e subvalorizados nos idosos, uma vez que a hipotermia é considerada uma situação de trânsito e só pode ser tratada aumentando a roupa ou estando perto de uma fonte quente (Hans, Badali, Carr, & Cass, 2012)

A hipotermia pode ser definida como uma temperatura central do corpo inferior a 35,0 °C (95,0 °F). Os sintomas dependem da temperatura. Na hipotermia ligeira, há tremores e confusão mental. Na hipotermia moderada, os tremores param e a confusão aumenta. Na hipotermia grave, pode ocorrer um despir paradoxal, em que a pessoa tira a roupa, bem como um risco acrescido de paragem cardíaca (Brown, Brugger, Boyd, & Paal, 2012)

A disseminação generalizada da hipotermia nos idosos é um problema grave que exige maior preocupação, uma vez que é uma condição que põe em risco a vida e pode levar à morte súbita se não for tratada

CAPÍTULO 2

Revisão da literatura

Este capítulo é considerado toda a revisão de literatura possível para ajudar a compreender o problema e as suas consequências:

I. Idosos em todo o mundo
II. Definição de hipotermia em idosos
III. Sintomas de hipotermia
IV. Causas de hipotermia nos idosos
    - Alterações fisiológicas
    - Hipotiroidismo
    - Opiáceos ou perturbações relacionadas
    - Septicemia
    - Choque sético
    - Anorexia nervosa
V. Diagnóstico da hipotermia no idoso
VI. Tratamento da hipotermia no idoso
VII. Prevenção da hipotermia nos idosos
VIII. Papel do enfermeiro de saúde comunitária

I. Os idosos no mundo

O mundo está à beira de um marco demográfico. Desde o início da história registada, o número de crianças pequenas é superior ao dos mais velhos. No entanto, dentro de cerca de cinco anos, o número de pessoas com 65 anos ou mais ultrapassará o número de crianças com menos de 5 anos. O número de pessoas com 65 anos ou mais deverá aumentar de cerca de 524 milhões em 2010 para quase 1,5 mil milhões em 2050, com a maior parte do aumento nos países em desenvolvimento.

O aumento da proporção de pessoas idosas tem sido acompanhado, na maioria das populações, por uma diminuição constante da proporção de jovens. Nos próximos 50 anos, prevê-se que a proporção de crianças diminua em quase um terço, de modo que, em 2050, a percentagem de pessoas com 60 anos ou mais na população igualará, pela primeira vez na história, a percentagem de pessoas com menos de 15 anos (cerca de 21% cada). Durante este período, a proporção de pessoas com idades compreendidas entre os 15 e os 59 anos sofrerá apenas uma ligeira alteração, passando de 60 por cento em 2000 para 58 por cento em 2050 (Nações Unidas, 2010).

No Egito, a percentagem de pessoas idosas em 1950 era de 3%, em 1996 era de cerca de 6%, enquanto a percentagem prevista era de 7,2% em 2006, em 2016 e em 2026 era de 8,9% e 10,9% (Gadallah, 2016)

A vida das pessoas mais velhas caracteriza-se pela estabilidade, pelo menos em termos financeiros: as pessoas que estavam menos bem no início da sua vida continuam a estar, e as que eram ricas continuam a ser ricas. Por conseguinte, a pobreza continua a ser o problema para os decisores políticos, e não o aumento da idade. As pessoas gastam uma proporção menor dos seus rendimentos à medida que envelhecem, embora não seja claro, nesta análise, o que acontece ao rendimento "excedentário". Se as pessoas idosas estiverem a poupar esse dinheiro para fazer face aos possíveis custos futuros dos seus cuidados, isso seria encorajador para os decisores políticos que estão a pensar em como fazer face aos custos de cuidar de um número crescente de pessoas idosas (Joseph, 2007)

O número crescente de reformados, que vivem mais tempo, criará uma procura crescente de uma série de serviços de saúde e de assistência social. A saúde pode ser considerada como uma "necessidade" para os que têm problemas de saúde ou como um "recurso" para os que têm uma boa saúde. A falta de saúde é definida como uma "necessidade", ou seja, são identificados indivíduos que não dispõem do "recurso" de uma boa saúde. A inclusão de uma variável de saúde no debate sobre as necessidades e os recursos na velhice também reconhece que as pessoas com problemas de saúde ou deficiências podem necessitar de mais esforços e serviços para manter um nível de vida adequado (Sue Middleton, Ruth Hancock, Karen Kellard, Jacqueline, Beckhelling, Viet-Hai , Phung, 2014)

Hierarquia das necessidades de Maslow da população idosa: A hierarquia das necessidades de Maslow contém cinco níveis de necessidades que todos os seres humanos desejam satisfazer

Necessidades fisiológicas: Todas as pessoas, independentemente da sua idade, começam com as necessidades mais básicas. A comida, a bebida, o abrigo, o sono e o tratamento de doenças e ferimentos são fundamentais para a sobrevivência. Quando se trata de prestar cuidados a idosos, é nesta área que a maioria dos prestadores de cuidados se concentra. A satisfação das necessidades fisiológicas tem mais a ver com a sobrevivência e o facto de apenas satisfazer estas necessidades não garante a qualidade de vida do idoso (Cress, 2011)

Necessidades de segurança - Uma vez garantida a sobrevivência física, o próximo degrau da escada é a segurança. Esta é uma questão que preocupa muitos filhos adultos de pais idosos e é frequentemente fonte de conflito entre as gerações. Os idosos, especialmente aqueles que se sentem vulneráveis devido a lesões ou doenças, desejam uma sensação de segurança. Muitas vezes reagem com raiva ao serem tratados como crianças, especialmente por parte dos seus filhos. É necessária sensibilidade quando se discutem questões de segurança como conduzir, manter a casa ou mesmo estar sozinho em casa. Quando se intervém por razões de segurança, o idoso pode reagir fortemente à perda da sua independência. É sensato substituir essa perda através de serviços de transporte e de cuidados ao domicílio (Walsh, 2011)

- Necessidades sociais - Estar ligado socialmente é muito importante para todas as pessoas, mas para os idosos torna-se uma preocupação fundamental para a qualidade de vida. Devido a problemas de saúde ou à falta de Os idosos de hoje querem mais do que longevidade. Conheça a sua hierarquia de necessidades. Quando aplicada às necessidades dos idosos, esta hierarquia mostra cinco áreas que contribuem para a qualidade de vida dos idosos, em vez de se centrarem nos cuidados de saúde e na longevidade da vida. Para muitos dos idosos de hoje, ganhar longevidade não é suficiente se não for acompanhado de uma elevada qualidade de vida. Conhecer a hierarquia das necessidades dos idosos pode ajudar a família e os prestadores de cuidados a ajudarem os seus idosos a atingir o nível mais elevado de satisfação, autoestima e auto-realização.(Fórum Económico Mundial, 2012)

Necessidades de autoestima - Os idosos, como todas as pessoas, querem sentir-se reconhecidos e apreciados pelas suas ideias, capacidades e talentos. O idoso perde frequentemente o seu sentido de valor quando a doença, a deficiência ou a fragilidade o limitam. A perda do valor próprio é devastadora para o bem-estar do idoso e pode estar associada à depressão e ao aumento da mortalidade. Os cuidadores precisam de aumentar a qualidade de vida dos seus entes queridos, trabalhando em conjunto em projectos que aumentem a autoestima (Lewandowski, 2015)

Necessidades de auto-realização - De acordo com Maslow, o nível mais elevado da hierarquia é a necessidade de auto-realização. Este estatuto é atingido por relativamente poucas pessoas e as que o atingem partilham algumas caraterísticas comuns. Tendem a concentrar-se na realidade da vida em vez de se concentrarem em desejos. São solucionadores de problemas e não queixosos. Têm também o ponto de vista de que a viagem da sua vida é tão importante como o seu destino final. Com toda a experiência de vida e maturidade, os idosos deveriam ser os principais candidatos a alcançar a auto-realização (Lewandowski, 2015)

II- Definição de hipotermia em idosos

A hipotermia é frequentemente definida como qualquer temperatura corporal inferior a 35,0 °C (95,0 °F). Com este método, divide-se em graus de gravidade com base na temperatura central (Marx, Hockberger, Walls, Adams, & Rosen, 2006)

O conhecimento sobre a hipotermia em pacientes idosos é baseado na experiência com casos clínicos e estudos prospectivos com pacientes mais jovens. São raros os estudos específicos sobre pacientes idosos que sofrem de hipotermia, especialmente aqueles em instituições de longa permanência (ILPI).(Medeiros, 2010)

A hipotermia é uma queda potencialmente perigosa da temperatura corporal, normalmente causada por uma exposição prolongada a temperaturas frias. O risco de exposição ao frio aumenta com a chegada dos meses de inverno. Mas se for exposto a temperaturas frias numa caminhada de primavera ou se virar numa vela de verão, também pode estar em risco de hipotermia (webmd, 2016).

III- Sintomas de hipotermia

Durante a exposição a temperaturas frias, a maior parte da perda de calor - até 90% - escapa através da pele; o resto é expirado pelos pulmões. A perda de calor através da pele ocorre principalmente por radiação e acelera-se quando a pele é exposta ao vento ou à humidade. Se a exposição ao frio se dever à imersão em água fria, a perda de calor pode ocorrer 25 vezes mais rapidamente do que se estivesse exposto à mesma temperatura do ar.(WebMD, 2016)

O risco de desenvolver hipotermia também aumenta entre os idosos que têm a tiroide pouco ativa, sofrem de diabetes ou de doenças cardíacas ou tomam determinados medicamentos prescritos. Os medicamentos que podem aumentar o risco de hipotermia numa pessoa idosa incluem os que são utilizados para tratar a ansiedade, a depressão ou as náuseas, e até mesmo alguns remédios para a constipação de venda livre. E tudo isto pode acontecer num dia em que a maioria das pessoas nem sequer se dá ao trabalho de vestir um casaco (Tllee, 2009).n

Os sintomas da hipotermia nos idosos têm muitos elementos que a controlam, como o grau de hipotermia. Nos adultos, os sintomas de hipotermia podem incluir tremores, exaustão, confusão, mãos trémulas, perda de memória e discurso arrastado (More & For, n.d.).

O arrepio é a resposta automática do corpo às temperaturas frias. É a tentativa do corpo de se aquecer. Se o tremor parar, o regulador de calor da pessoa deixou de funcionar e a hipotermia progrediu para um nível perigoso (Mallet, 2002).

- Tremores

-Desajeitamento ou falta de coordenação

-Fala arrastada ou murmúrios

-Respiração lenta e engolida

-Confusão e perda de memória

-Pulso fraco lento

Os primeiros sintomas da hipotermia são muitas vezes reconhecidos pelo prestador de cuidados. Isto porque pode causar confusão, falta de discernimento e alterações de comportamento, o que significa que a pessoa afetada pode não se aperceber de que a tem.

Hipotermia ligeira

Se alguém tiver hipotermia ligeira (geralmente com uma temperatura corporal de 32-35C), os sintomas nem sempre são óbvios, mas podem incluir

- tremores constantes
- cansaço
- baixa energia
- pele fria ou pálida
- respiração rápida (hiperventilação)

Hipotermia moderada

Os casos moderados de hipotermia (geralmente com uma temperatura corporal de 28-32C) podem incluir sintomas como:

- incapacidade de pensar ou prestar atenção
- confusão
- perda de discernimento e raciocínio (uma pessoa com hipotermia pode decidir tirar a roupa apesar de estar com muito frio)
- dificuldade em deslocar-se
- perda de coordenação
- sonolência
- fala arrastada
- respiração lenta e pouco profunda (hipoventilação)

As pessoas com uma temperatura corporal de 32C ou inferior deixam normalmente de tremer completamente. Este é um sinal de que o seu estado está a deteriorar-se e que é necessária ajuda médica de emergência.

Hipotermia grave

Os sintomas de hipotermia grave (uma temperatura corporal inferior a 28ºC) podem incluir

- inconsciência
- respiração superficial ou inexistente
- pulso fraco, irregular ou sem pulso
- pupilas dilatadas

Uma pessoa com hipotermia grave pode parecer estar morta. No entanto, nestas circunstâncias, a pessoa deve ser levada para o hospital para se determinar se morreu ou se está num estado de hipotermia grave. O tratamento médico pode ainda ser utilizado para reanimar as pessoas com hipotermia grave, embora nem sempre seja bem sucedido.

VI- Causas de hipotermia no idoso

A hipotermia ocorre quando o calor escapa do corpo mais rapidamente do que este se consegue aquecer. Isto acontece frequentemente em climas frios ao ar livre (abaixo dos 50 graus Fahrenheit) quando o vento frio, a roupa molhada ou insuficiente, a fadiga e/ou a má nutrição reduzem a capacidade do corpo para lidar com o frio. - Pode até acontecer em ambientes fechados, quando as temperaturas são rotineiramente mantidas abaixo de 60 graus F. (Cooper et al., 2008)

1- Alterações fisiológicas:

Com a idade, ocorrem alterações fisiológicas progressivas que acabam por conduzir a uma diminuição da função de vários sistemas de órgãos. De facto, o envelhecimento foi definido como "processos num organismo que aumentam o risco de mortalidade em função do tempo" (Izaks & Westendorp, 2003). O envelhecimento é caracterizado por alterações no sistema cardiovascular, incluindo uma diminuição do débito cardíaco e um aumento da resistência vascular. O coração torna-se mais dependente do volume sanguíneo (pré-carga). Há uma diminuição da capacidade de resposta do sistema nervoso autónomo, de tal forma que, após anestesia espinal ou epidural, há um risco acrescido de hipotensão profunda. A diminuição do débito cardíaco leva à diminuição do fluxo sanguíneo hepático. Como a maioria dos analgésicos é metabolizada pelo fígado, a diminuição do fluxo sanguíneo pode resultar em diminuição do metabolismo e excreção prolongada de medicamentos (Rosenthal & Kavic, 2004).

A função renal diminui progressivamente com a idade. Este declínio varia consoante os indivíduos, havendo alguns que registam um declínio muito reduzido da taxa de filtração glomerular. Embora ocorra um envelhecimento renal primário, a diabetes, a hipertensão e a doença vascular desempenham um papel importante no agravamento da função renal. A diminuição da taxa de filtração glomerular pode ser compensada por uma diminuição da massa muscular relacionada com a idade, pelo que a creatinina pode não ser um indicador fiável da taxa de filtração glomerular nos idosos. Em média, a taxa de filtração glomerular diminui menos de 1 ml/min/ano após a meia-idade (Mangoni & Jackson, 2004).

Com o envelhecimento, ocorrem alterações fisiológicas em todos os sistemas orgânicos. O débito cardíaco diminui, a pressão arterial aumenta e desenvolve-se arteriosclerose. Os pulmões apresentam uma troca gasosa deficiente, uma diminuição da capacidade vital e taxas de fluxo expiratório mais lentas. A depuração da creatinina diminui com a idade, embora o nível de creatinina sérica permaneça relativamente constante devido a uma diminuição proporcional da produção de creatinina relacionada com a idade. Com a senescência, ocorrem alterações funcionais no sistema gastrointestinal, em grande parte relacionadas com padrões de motilidade alterados, sendo comuns nos idosos a gastrite atrófica e a alteração do metabolismo hepático dos medicamentos. A elevação progressiva da glucose no sangue ocorre com a idade numa base multifatorial e a osteoporose é frequentemente observada devido a um declínio linear da massa óssea após a quarta década. A epiderme da pele atrofia-se com a idade e, devido a alterações no colagénio e na elastina, a pele perde a sua tonicidade e elasticidade. A massa magra do corpo diminui com a idade e isso deve-se principalmente à perda e atrofia das células musculares. Ocorrem alterações degenerativas em muitas articulações, o que, combinado com a perda de massa muscular, inibe a locomoção dos doentes idosos. Estas alterações com a idade têm implicações práticas importantes para o tratamento clínico dos doentes idosos: o metabolismo é alterado, as alterações na resposta aos fármacos habitualmente utilizados tornam necessárias diferentes dosagens de fármacos e são necessários programas preventivos racionais de dieta e exercício, num esforço para retardar ou inverter algumas destas alterações (Boss & Seegmiller, 1981).

2- Hipotiroidismo:

A disfunção tiroideia é comum em indivíduos idosos, mas o diagnóstico é muitas vezes complicado devido a apresentações clínicas atípicas e à dificuldade de interpretação dos testes laboratoriais. A compreensão das alterações da função tiroideia que ocorrem normalmente como consequência do processo de envelhecimento é necessária para o diagnóstico laboratorial correto da disfunção tiroideia nos idosos. Existem alterações subtis na função hipotalâmica e hipofisária, mas persiste o controlo normal da secreção de TSH por feedback. Na própria tiroide, as alterações morfológicas desenvolvem-se com a idade, mas têm pouco impacto na economia das hormonas da tiroide. A secreção tiroideia de tiroxina diminui, mas é paralela à diminuição da taxa de degradação da tiroxina, resultando em níveis plasmáticos de tiroxina inalterados. A diminuição da conversão periférica da tiroxina em triiodotironina provoca uma queda nas concentrações de triiodotironina. As doenças não tiroideias nos idosos podem perturbar a avaliação laboratorial da função tiroideia, produzindo níveis altos ou baixos de tiroxina isolados em indivíduos eutiroideus (Burroughs & Shenkman, 1982).

O hipotiroidismo é comum e aumenta com a idade, afectando entre cinco a vinte por cento das mulheres e três a oito por cento dos homens. A deficiência da hormona tiroideia pode resultar de uma falha da própria glândula tiroideia (hipotiroidismo primário) ou, muito menos frequentemente, de uma produção inadequada da hormona estimulante da tiroide (TSH), devido a uma doença hipofisária ou hipotalâmica (ou seja, hipotiroidismo secundário ou central). A glândula tiroide segrega predominantemente tiroxina (T4) (que é essencialmente uma pró-hormona inativa) e, em menor grau, triiodotironina (T3). A T4 é em grande parte convertida na periferia em triiodotironina (T3). A T3 é a forma ativa da hormona tiroideia e liga-se aos receptores intracelulares da hormona tiroideia, que, por sua vez, actuam como factores de transcrição para ativar ou reprimir genes específicos. Como a T3 afecta quase todas as funções celulares, a consequência clínica da deficiência afecta a maioria dos sistemas de órgãos (Robuschi, Safran, Braverman, Gnudi, & Roti, 1987)

3-Opioides ou perturbações relacionadas

Os opiáceos são uma classe de medicamentos que inclui substâncias naturais e sintéticas. Os opiáceos naturais (designados por opiáceos) incluem o ópio e a morfina. A heroína, o opiáceo mais utilizado, é sintetizada a partir do ópio. Outros opiáceos sintéticos (fabricados apenas em laboratórios) e habitualmente prescritos para as dores, como supressores da tosse ou como agentes antidiarreicos, incluem a codeína, a oxicodona (OxyContin), a meperidina (Demerol), o fentanil (Sublimaze), a hidromorfona (Dilaudid), a metadona e o propoxifeno (Darvon). A heroína é geralmente injectada, por via intravenosa (numa veia) ou subcutânea (sob a pele), mas pode ser fumada ou utilizada por via intranasal (ou seja, "snifada"). Os outros opiáceos são injectados ou tomados por via oral (Viscusi, Gambling, Hughes, & Manvelian, 2009).

A dependência de opiáceos envolve alterações fisiológicas e psicológicas significativas, que tornam extremamente difícil para um indivíduo deixar de consumir os opiáceos. A utilização recorrente de opiáceos provoca alterações efectivas no funcionamento do cérebro. Uma pessoa com dependência de opiáceos não pode simplesmente deixar de consumir, apesar das consequências negativas significativas relacionadas com o seu consumo. As dificuldades conjugais, incluindo o divórcio, o desemprego e os problemas legais relacionados com a droga estão frequentemente associados à dependência de opiáceos. As pessoas dependentes de opiáceos planeiam frequentemente o seu dia em função da obtenção e do consumo de opiáceos (Moravcsik, 2011).

O envenenamento por opiáceos pode ser um problema crónico, caso em que a principal queixa será a obstipação. Pode haver náuseas, vómitos ou apenas perda de apetite. Pode haver sedação e desejo de tomar a dose seguinte. A toxicidade aguda apresenta-se com sonolência, que será mais grave se houver envolvimento de álcool ou de outros sedativos. Pode haver náuseas ou vómitos (Peters & De Vries, 2012).

Pode ser visível uma depressão respiratória. É possível a ocorrência de hipotensão e taquicardia. As pupilas são geralmente pontiagudas, mas este sinal pode estar ausente se estiverem envolvidas outras drogas. Foi identificado o sinal da "incisão post-mortem na sola". Trata-se de uma incisão efectuada na planta do pé por um conhecido, na convicção de que a subsequente perda de sangue reduzirá a probabilidade de morte de um indivíduo que tenha tomado uma overdose acidental de um opiáceo (Tang, Zhao, Zhao, & Cubells, 2006).

Os canabinóides e os opióides produzem alterações acentuadas na temperatura corporal. Descobertas recentes alargaram os nossos conhecimentos sobre os efeitos termorreguladores dos canabinóides e dos opióides, em especial no que se refere aos receptores opióides delta, aos sistemas endógenos e aos canais de potencial recetor transitório (TRP). Embora inicialmente se pensasse que os receptores opióides delta desempenhavam apenas um papel secundário na termorregulação, em comparação com os receptores opióides mu e kappa, a sua ativação demonstrou produzir hipotermia em várias espécies. Os opióides e os canabinóides endógenos também regulam a temperatura corporal. Pensa-se que os receptores opióides mu e kappa estão em equilíbrio tónico, com a ativação dos receptores mu e kappa a produzir hipertermia e hipotermia, respetivamente. Um foco de investigação particularmente intenso são os canais TRP, em que a ativação do canal TRPV1 produz hipotermia, enquanto os canais TRPA1 e

A ativação do canal TRPM8 provoca hipertermia. A hipertermia acentuada produzida pelos antagonistas dos canais TRPV1 sugere que estes canais quentes controlam tonicamente a temperatura corporal. Uma melhor compreensão dos papéis dos sistemas canabinóide, opióide e TRP na termorregulação pode ter amplas implicações clínicas e fornecer informações sobre as interações entre os sistemas de neurotransmissores envolvidos na termorregulação (Rawls & Benamar, 2011).

4- Septicemia

A sépsis é uma resposta inflamatória de todo o organismo a uma infeção. Os sinais e sintomas mais comuns incluem febre, aumento do ritmo cardíaco, aumento do ritmo respiratório e confusão. Também pode haver sintomas relacionados com uma infeção específica, como tosse com pneumonia ou dor ao urinar com uma infeção renal. Nas pessoas muito jovens, nos idosos e nas pessoas com um sistema imunitário enfraquecido, pode não haver sintomas de uma infeção específica e a temperatura corporal pode ser baixa ou normal em vez de elevada. A sépsis grave é a sépsis que provoca um mau funcionamento dos órgãos ou um fluxo sanguíneo insuficiente. O fluxo sanguíneo insuficiente pode ser evidenciado por pressão arterial baixa, lactato sanguíneo elevado ou débito urinário baixo. O choque sético é a pressão arterial baixa devido à sépsis que não melhora após a administração de quantidades razoáveis de fluidos intravenosos (Dellinger et al., 2013).

A sépsis é causada por uma resposta imunitária desencadeada por uma infeção. A infeção é mais comummente causada por bactérias, mas também pode ser causada por fungos, vírus ou parasitas. Os locais mais comuns para a infeção primária são: pulmões, cérebro, trato urinário, pele e órgãos abdominais. Os factores de risco incluem idade jovem ou avançada, um sistema imunitário enfraquecido devido a doenças como o cancro ou a diabetes e grandes traumatismos ou queimaduras. O diagnóstico baseia-se no cumprimento de pelo menos dois critérios da síndrome da resposta inflamatória sistémica (SIRS) devido a uma presumível infeção. Recomenda-se a realização de hemoculturas, de preferência antes de se iniciarem os antibióticos; no entanto, a infeção do sangue não é necessária para o diagnóstico. Deve ser efectuada uma imagiologia médica para procurar a possível localização da infeção. Outras causas potenciais de sinais e sintomas semelhantes incluem: anafilaxia, insuficiência adrenal, baixo volume sanguíneo, insuficiência cardíaca e embolia pulmonar, entre outras (Tintinalli, Kelen, & Stapczynski, 2011).

A incidência de sépsis grave e de choque sético está a aumentar na população idosa, levando a um aumento dos internamentos nas unidades de cuidados intensivos (UCI). Os idosos estão predispostos à sépsis devido a comorbilidades coexistentes, hospitalizações repetidas e prolongadas, redução da imunidade, limitações funcionais e, acima de tudo, devido aos efeitos do próprio envelhecimento. É necessário um limiar mais baixo e um índice de suspeição mais elevado para diagnosticar a sépsis nesta população de doentes, uma vez que o quadro clínico inicial pode ser ambíguo e o envelhecimento aumenta o risco de uma deterioração súbita da sépsis para sépsis grave e choque sético. O tratamento baseia-se em grande medida nas diretrizes internacionais normalizadas, com algumas modificações. A própria idade é um fator de risco independente para a morte em doentes com sépsis grave, no entanto, muitos doentes respondem bem a intervenções atempadas e adequadas. O tratamento não deve ser limitado ou adiado em doentes idosos com sépsis grave apenas com base no preconceito do médico, mas as preferências do doente e da família também devem ser tidas em conta, uma vez que os resultados não são desanimadores. As futuras investigações no domínio do tratamento da sépsis não devem visar apenas uma boa recuperação funcional, mas também garantir a independência social (Nasa, Juneja, & Singh, 2012)

As infecções sistémicas podem alterar a temperatura corporal do hospedeiro, e uma temperatura corporal alterada pré-existente pode modular a resposta do hospedeiro à infeção. Os doentes sépticos que desenvolvem hipotermia têm um resultado significativamente pior do que aqueles que desenvolvem febre ou mantêm uma temperatura corporal normal. A hipotermia perioperatória pode ocorrer como resultado da ação anestésica, de procedimentos cirúrgicos ou de intervenções específicas. Esta hipotermia perioperatória está associada a resultados adversos, incluindo o aumento das infecções das feridas cirúrgicas. Em modelos animais de sépsis, a hipotermia perioperatória está também associada a um pior resultado e a alterações específicas da resposta inflamatória. A compreensão dos mecanismos pelos quais a resposta do hospedeiro à infeção é prejudicada pela hipotermia pré-existente irá melhorar a nossa compreensão básica da doença e identificar potenciais alvos para modulação (Remick & Xioa, 2006).

5- Choque sético

O choque sético é uma condição médica grave que ocorre quando a sepse, que é uma resposta inflamatória de todo o corpo a uma infeção, leva a uma pressão arterial perigosamente baixa. A infeção primária é mais frequentemente causada por bactérias, mas também pode ser causada por fungos, vírus ou parasitas, e pode estar localizada em qualquer parte do corpo, mas mais frequentemente nos pulmões, cérebro, trato urinário, pele ou órgãos abdominais. Pode causar síndrome de disfunção de múltiplos órgãos (anteriormente conhecida como falência de múltiplos órgãos) e morte. As suas vítimas mais comuns são as crianças, os indivíduos imunocomprometidos e os idosos, uma vez que os seus sistemas imunitários não conseguem lidar com a infeção de forma tão eficaz como os dos adultos saudáveis. Frequentemente, os doentes que sofrem de choque sético são tratados em unidades de cuidados intensivos. A taxa de mortalidade do choque sético é de aproximadamente 25-50% (Mitehell RS, Kumar V, Abbas AK, 2007)

O choque sético é uma causa importante de morbilidade e mortalidade na população idosa. Os estudos sobre o diagnóstico e tratamento da sepse geralmente excluem indivíduos com múltiplas co-morbidades ou aqueles no grupo muito idoso (acima de 80 anos); entretanto, à medida que a população se torna cada vez mais idosa e doente, este subgrupo da população será admitido com mais freqüência nas UTIs e seu tratamento representará um sério desafio para os intensivistas. Através desta revisão, tentámos analisar a suscetibilidade, os factores de risco, o tratamento e os resultados dos doentes idosos com sépsis grave e choque sético. Também tentámos identificar as áreas para investigações futuras que possam melhorar os resultados nesta população específica de doentes (Nasa et al., 2012).

O choque sético tem sido observado na sequência de infecções gram-positivas e gram-negativas. O regime terapêutico atual na septicemia consiste nos antibióticos apropriados, fluidos e sangue total, e medidas gerais de apoio. Este tratamento parece ser eficaz até que a pressão arterial desça para níveis de choque. O quadro caraterístico é o de um doente septicémico (geralmente idoso) que parece estar bem quando a sua temperatura começa a baixar e entra subitamente num colapso circulatório agudo. Adicionam-se vasopressores e corticóides ao regime e intensifica-se a administração de antibióticos. Apesar de tudo isto, a hipotensão resiste e a taxa de mortalidade por choque sético é de 60% a 70% (Blair, 1961).

6- Anorexia nervosa

A anorexia nervosa, muitas vezes referida simplesmente como anorexia, é uma perturbação alimentar caracterizada por um baixo peso, medo de ganhar peso, um forte desejo de ser magro e restrição alimentar. Muitas pessoas com anorexia vêem-se a si próprias como tendo excesso de peso, apesar de terem peso a menos. Se lhes for perguntado, normalmente negam que têm um problema de baixo peso. Muitas vezes, pesam-se com frequência, comem apenas pequenas quantidades e só comem determinados alimentos. Algumas fazem exercício excessivo, forçam-se a vomitar ou usam laxantes para perder peso. As complicações podem incluir osteoporose, infertilidade e lesões cardíacas, entre outras. As mulheres deixam frequentemente de ter períodos menstruais (American Psychiatric Association, 2013)

A causa não é conhecida. Parece haver alguns componentes genéticos, sendo os gémeos idênticos mais frequentemente afectados do que os gémeos não idênticos. Os factores culturais também parecem desempenhar um papel importante, uma vez que as sociedades que valorizam a magreza têm taxas mais elevadas da doença. Além disso, ocorre mais frequentemente entre as pessoas envolvidas em actividades que valorizam a magreza, como o atletismo de alto nível, a modelagem e a dança. A anorexia começa frequentemente após uma grande mudança de vida ou um acontecimento indutor de stress. O diagnóstico requer um peso significativamente baixo. A gravidade da doença baseia-se no índice de massa corporal (IMC) em adultos com uma doença ligeira com um IMC superior a 17, moderada com um IMC de 16 a 17, grave com um IMC de 15 a 16 e extrema com um IMC inferior a 15. Nas crianças, é frequentemente utilizado um IMC para o percentil etário inferior ao percentil 5 (Arcelus, Witcomb, & Mitchell, 2014)

As descrições clínicas e as diretrizes de diagnóstico baseadas na idade podem ser encontradas em toda a literatura sobre perturbações alimentares, mas sempre houve um consenso geral de que a idade de apresentação se situa entre os 16 e os 25 anos, com a maioria das séries publicadas a sugerir uma idade média de 17 anos para a anorexia nervosa e de 18-25 anos para a bulimia nervosa (Scholtz, Hill, & Lacey, 2010)

As principais caraterísticas comuns das perturbações alimentares incluem: restrição alimentar objetiva ou subjectiva, preocupação com a forma e o peso e avaliação indevida da autoestima com base no peso e na forma. Os critérios de diagnóstico da AN, As principais caraterísticas da AN são a perda de peso objetiva e o desenvolvimento associado da síndrome de fome. As principais caraterísticas da BN são a presença de binges objectivos, definidos como o consumo rápido de uma grande quantidade de alimentos num período de tempo discreto, associado a um comportamento compensatório para evitar o aumento de peso. A EDNOS capta uma série de sintomas de perturbação alimentar que não preenchem os critérios para qualquer outra perturbação (Treasure, Claudino, & Zucker, 2010).

V. diagnóstico da hipotermia no idoso

Durante a exposição a temperaturas frias, a maior parte da perda de calor - até 90% - escapa através da pele; o resto é expirado pelos pulmões. A perda de calor através da pele ocorre principalmente por radiação e acelera-se quando a pele é exposta ao vento ou à humidade. Se a exposição ao frio se deve à imersão em água fria, a perda de calor pode ocorrer 25 vezes mais rapidamente do que se estivesse exposto à mesma temperatura do ar (Sainsbury, 1983).

Os sintomas de hipotermia nos adultos incluem: Tremores, que podem parar à medida que a hipotermia progride (os tremores são, na verdade, um bom sinal de que os sistemas de regulação do calor da pessoa ainda estão activos). Respiração lenta e superficial, Confusão e perda de memória, Sonolência ou exaustão, Discurso arrastado ou murmurado, Perda de coordenação, mãos desorientadas, passos cambaleantes, Pulso lento e fraco, Na hipotermia grave, uma pessoa pode estar inconsciente sem sinais óbvios de respiração ou pulso (Tiruvoipati et al., 2010)

Embora a hipotermia seja mais comum em doentes expostos a um ambiente frio, pode desenvolver-se secundariamente à exposição a toxinas, distúrbios metabólicos, infecções e disfunção dos sistemas nervoso central e endócrino. A apresentação clínica da hipotermia inclui um espetro de sintomas e está agrupada nas três categorias seguintes: ligeira, moderada e grave. O tratamento depende do grau de hipotermia presente. As modalidades de tratamento variam entre técnicas de aquecimento externo passivo e não invasivo (por exemplo, remoção de roupa fria e molhada; deslocação para um ambiente quente), reaquecimento externo ativo (por exemplo, isolamento com cobertores quentes) e reaquecimento ativo do núcleo (por exemplo, infusões de fluidos intravenosos aquecidos, oxigénio humidificado aquecido, lavagem das cavidades corporais e aquecimento extracorporal do sangue). A hipotermia ligeira a moderada é facilmente tratada com cuidados de suporte na maioria dos contextos clínicos e tem bons resultados para os doentes. O tratamento da hipotermia grave é mais complexo e os resultados dependem em grande medida dos recursos clínicos. A prevenção e o reconhecimento de apresentações atípicas são essenciais para reduzir as taxas de morbilidade e mortalidade associadas a esta doença (McCullough & Ayarora, 2004).

Embora a fisiopatologia e os achados clínicos da hipotermia ocorram ao longo de um continuum, a definição geralmente aceite divide o espetro em três zonas: ligeira, moderada e grave. Como mencionado anteriormente, a hipotermia ligeira pode apresentar-se de forma subtil, especialmente em doentes idosos. Ao considerar o diagnóstico, os termómetros clínicos normais podem dar uma falsa sensação de segurança, que medem apenas até 34,4°C (94°F). É importante utilizar termómetros rectais especiais de baixa leitura ou sondas termistoras rectais, quando disponíveis. A termometria timpânica e as sondas vesicais também têm sido utilizadas frequentemente na investigação, mas são necessários mais estudos para determinar a sua precisão em doentes com hipotermia. Embora o modo ideal de medição da temperatura central seja controverso, a melhor estratégia consiste em utilizar simultaneamente tantos métodos quantos os disponíveis, uma vez que o corpo apresenta gradientes de temperatura durante o reaquecimento (Jacobs et al., 2011).

Pode ocorrer insuficiência renal secundária a rabdomiólise ou necrose tubular aguda. Os níveis de electrólitos podem alterar-se rapidamente durante a reanimação e devem ser verificados frequentemente. Os níveis de potássio, em particular, flutuam devido às alterações ácido-base que ocorrem durante o reaquecimento. Os doentes com hipotermia são tipicamente coagulopáticos devido às enzimas dependentes da temperatura na cascata de coagulação, embora os resultados dos estudos de coagulação sejam frequentemente normais, uma vez que a amostra de sangue é aquecida a 37°C (98,6°F) antes da análise. As coagulopatias são geralmente autolimitadas e não requerem intervenção. Embora anteriormente controversa, a investigação apoia a utilização de valores não corrigidos de medições de gases no sangue arterial na tomada de decisões clínicas.10 Uma vez que a contagem de glóbulos brancos é imprecisa na identificação da presença de infeção, os grupos de alto risco, como os recém-nascidos, os doentes idosos e as pessoas imunocomprometidas, devem ser tratados empiricamente com antibióticos enquanto se procura um precipitante infecioso (Lewin, Brettman, & Holzman, 1981)

VI. Tratamento da hipotermia no idoso

Para além das terapêuticas específicas para cada caso mencionadas acima, alguns princípios gerais aplicam-se a todos os doentes. Se o teste de glicose à cabeceira não estiver disponível, justifica-se um ensaio de glicose porque a maioria dos doentes esgotou as suas reservas de glicogénio e a hipotermia mascara os sinais clínicos de hipoglicemia. A tiamina também pode ser administrada empiricamente a todos os doentes, uma vez que a história de abuso de álcool do doente pode não estar disponível e a tiamina tem efeitos adversos mínimos. A roupa molhada deve ser retirada e substituída por cobertores para isolamento. Devem ser evitados movimentos excessivos e a colocação de uma sonda nasogástrica, uma vez que se demonstrou que estes factores precipitam a fibrilhação ventricular. A reanimação agressiva com fluidos aquecidos ajuda a ultrapassar a desidratação causada pela diurese pelo frio (McCullough & Ayarora, 2004).

De um modo geral, a suplementação com esteróides não deve ser administrada empiricamente a todos os doentes. As doses de stress de esteróides devem ser limitadas aos doentes com história de insuficiência suprarrenal conhecida e àqueles cuja temperatura corporal não normaliza apesar da utilização de técnicas de aquecimento adequadas. O exame cardiovascular dos doentes com hipotermia é extremamente difícil. Uma vez que os pulsos podem ser difíceis de apreciar sem a ultrassonografia Doppler, a American Heart Association (AHA) recomenda a palpação dos pulsos durante pelo menos 30 a 45 segundos antes de iniciar a ressuscitação cardiopulmonar. Uma miríade de alterações electrocardiográficas pode ser observada em doentes com hipotermia, variando entre taquicardia, bradicardia, fibrilhação auricular com resposta ventricular lenta, fibrilhação ventricular e assistolia. Prolongamento dos intervalos PR, QRS e QT; ondas J (Steinman, 1986)

A hipotermia é uma doença potencialmente fatal que requer cuidados médicos de emergência. Se não houver cuidados médicos imediatamente disponíveis: Remova todas as roupas, chapéus, luvas, sapatos e meias molhados. Proteja a pessoa contra o vento, correntes de ar e outras perdas de calor com roupas quentes e secas e cobertores. Desloque-se cuidadosamente para um abrigo quente e seco o mais rapidamente possível. Comece a reaquecer a pessoa com roupa extra. Utilize cobertores quentes. Outros artigos úteis para o aquecimento são: um cobertor elétrico na zona do tronco e sacos quentes e almofadas térmicas no tronco, axilas, pescoço e virilhas; no entanto, estes podem causar queimaduras na pele. Utilize o calor do seu próprio corpo se não houver mais nada disponível. Meça a temperatura da pessoa se tiver um termómetro disponível. Ofereça líquidos quentes, mas evite o álcool e a cafeína, que aceleram a perda de calor. Não tente dar líquidos a uma pessoa inconsciente.

Se a pessoa com hipotermia estiver inconsciente ou não tiver pulso ou sinais de respiração, chame imediatamente a ajuda de emergência. A RCP (reanimação cardiopulmonar) deve ser efectuada imediatamente se não for possível sentir o pulso e não houver sinais de respiração. Procure o pulso durante um minuto inteiro antes de iniciar a RCP, porque o ritmo cardíaco pode ser extremamente lento e não deve iniciar a RCP se houver batimentos cardíacos.

Aumentar a temperatura do corpo através de técnicas agressivas de reaquecimento externo antes de se iniciar a RCP apenas aumentará as exigências metabólicas do corpo sem qualquer aumento do fornecimento de sangue, aumentando assim as probabilidades de enfarte ou gangrena. O vestuário húmido deve ser retirado cuidadosamente e substituído por vestuário seco (de preferência quente). {4-20} Podem ser utilizados cobertores e/ou um saco-cama isolado para reter o calor do corpo e devem ser feitos esforços para proteger a vítima do frio do vento. Os sacos-cama frios devem ser pré-aquecidos por um voluntário antes de se colocar a vítima no seu interior para evitar a perda de calor da temperatura central. O pessoal pré-hospitalar pode deitar-se (sem roupa interior) ao lado de uma vítima consciente debaixo dos cobertores para ajudar no reaquecimento. Os tratamentos das vias respiratórias com unidades portáteis que podem fornecer ar quente e humidificado/oxigénio aquecido a 42-46°C podem ser utilizados para devolver o calor ao núcleo e melhorar o equilíbrio térmico do doente (Sterba, 1991). O exercício não é recomendado como estratégia de reaquecimento (a não ser que a temperatura central seja superior a 35°C) para evitar arritmias fatais secundárias à vasodilatação periférica que conduz a uma diminuição da pressão arterial, bem como para fazer com que o sangue frio regresse à circulação central. A pós-queda, uma queda na temperatura central após o início dos esforços de reanimação, pode ocorrer através da condução significativa de calor do núcleo do corpo para as camadas mais periféricas que não foram reaquecidas (Webb, 1986).

O tratamento de vítimas com hipotermia grave em paragem cardíaca em ambiente hospitalar deve ser direcionado para o reaquecimento rápido do núcleo. Além disso, deve procurar-se e tratar-se o trauma em vítimas hipotérmicas, uma vez que os doentes feridos com temperaturas centrais inferiores a 32°C têm maior probabilidade de morrer do que os que têm temperaturas normais. (JURKOVICH, GREISER, LUTERMAN, & CURRERI, 1987) Embora a temperatura esofágica seja um bom indicador da temperatura cardíaca, a maioria dos serviços de urgência utiliza a temperatura da membrana timpânica ou a temperatura rectal. No entanto, deve notar-se que a utilização de dispositivos timpânicos em doentes com canais externos bloqueados por cerume ou a colocação de sondas rectais em fezes congeladas não será eficaz devido à incapacidade de obter uma leitura exacta (Van der Ploeg, Goslings, Walpoth, & Bierens, 2010).

As técnicas que podem ser utilizadas para o reaquecimento rápido do núcleo incluem a administração de oxigénio aquecido e humidificado (42°C a 46°C). aquecido (43°C) Fluidos intravenosos (solução salina normal) infundidos centralmente a taxas de aproximadamente 150 a 200 ml/h (nota: evitar hidratação excessiva), diálise peritoneal com dialisante aquecido (43°C) sem potássio administrado dois litros de cada vez (sem tempo de espera), e/ou aquecimento extra-corporal do sangue com bypass parcial. {4-5-20-25} Uma complicação da hidratação excessivamente vigorosa é o edema pulmonar, que pode ser tratado com medicamentos padrão após o restabelecimento de uma circulação eficaz. O reaquecimento extracorporal deve ser utilizado, se disponível, no doente com hipotermia grave, uma vez que permite um reaquecimento do núcleo mais rápido e controlado. O uso de tubos de reaquecimento esofágico não foi relatado nos Estados Unidos, embora tenham sido amplamente utilizados na Europa em hospitais sem equipamento de reaquecimento extracorpóreo. A lavagem pleural com solução salina morna instilada através de um tubo torácico também tem sido usada com sucesso para aumentar a temperatura central em até 2,5°C por hora, mas tem como principais desvantagens a possibilidade de infeção, sangramento e a necessidade de grandes volumes de fluido. A administração rotineira de esteróides, barbitúricos ou antibióticos não foi documentada como sendo de qualquer ajuda para aumentar a sobrevivência ou diminuir os danos pós-ressuscitação. Para além disso, a utilização de solução de Ringer com lactato pode ser perigosa devido à redução do metabolismo hepático do lactato no estado hipotérmico (Iversen et al., 1990)

VII. Prevenção da hipotermia nos idosos

Mantenha-se atento aos vizinhos e familiares idosos ou doentes para garantir que mantêm a casa quente durante o tempo frio. O governo oferece um subsídio de combustível de inverno para os idosos que vivem sozinhos e que correm o risco de apanhar hipotermia. Manter as janelas e as portas interiores fechadas também ajuda a reter o calor. Utilize um termómetro de ambiente para garantir que a sua casa está à temperatura correta. Se tiver mobilidade reduzida, 65 anos ou mais, ou se tiver um problema de saúde, como uma doença cardíaca ou pulmonar, o Departamento de Saúde recomenda que a sua casa seja aquecida a pelo menos 18C (64,4F) (Gordon et al., 2015).

Os programas de prevenção da hipotermia devem centrar-se nas pessoas particularmente susceptíveis à hipotermia e naquelas que podem estar sujeitas a um stress invulgar com o frio. As pessoas que cuidam de idosos devem ser alertadas para os sintomas e sinais de hipotermia, e os idosos que vivem sozinhos devem ser visitados com frequência. Uma vez que a ingestão calórica adequada é importante para prevenir a hipotermia, os programas destinados a melhorar a nutrição dos idosos também podem ser úteis. Os programas que asseguram o aquecimento das casas dos idosos também podem ajudar a prevenir a hipotermia. As pessoas mais jovens susceptíveis de estarem sujeitas ao stress do frio (por exemplo, esquiadores e caminhantes) devem ser informadas sobre a necessidade de vestuário adequado e a importância de se absterem de consumir álcool durante uma exposição prolongada ao frio. Devem ser oferecidos abrigos aos sem-abrigo que, de outra forma, dormiriam ao relento nas noites frias de inverno. As pessoas que utilizam medicamentos (particularmente neurolépticos) susceptíveis de aumentar a suscetibilidade ao frio devem ser aconselhadas pelos seus médicos quanto à sua maior vulnerabilidade ao stress do frio (Bussod & Williams, 1991).

Usar vestuário quente adequado no tempo frio e assegurar que os idosos estão bem agasalhados quando estão ao ar livre. Uma quantidade significativa de calor corporal pode ser perdida através da cabeça, mesmo que o resto do corpo esteja coberto, pelo que os idosos devem usar um chapéu quente. Várias camadas finas de roupa retêm o ar, o que o mantém quente de forma mais eficaz do que uma camada grossa. O vestuário impermeável e à prova de vento oferece a melhor proteção ao ar livre no tipo de condições meteorológicas que se verificam no Reino Unido. Comer e beber regularmente e tomar bebidas quentes - mas não álcool e cafeína - também pode ajudar a manter-se quente no exterior. Mantenha-se ativo quando está frio, mas não ao ponto de suar. Se fizer exercício ao ar livre durante o inverno e suar depois do exercício, certifique-se de que se seca e veste roupa quente imediatamente a seguir. As roupas molhadas perdem cerca de 90% do seu poder de isolamento (Tramontini & Graziano, 2007).

VIII. Papel do enfermeiro de saúde comunitária

Uma vez que a hipotermia nos idosos está associada a maus resultados em termos de saúde, incluindo o aumento do risco de incapacidade e mortalidade4 , a prevenção pode melhorar a saúde, o estado funcional e a qualidade de vida (Thomas et al., 2008). O diagnóstico de hipotermia é por vezes difícil, uma vez que os sinais físicos clássicos de hipotermia podem estar ausentes ou ser confusos nos idosos. Muitas etiologias diferentes colocam os idosos em risco particular. Em clientes identificados como estando em alto risco de hipotermia, a abordagem de cuidados multidisplinares no que diz respeito à prevenção de hipotermia clinicamente significativa é fundamental para obter o máximo benefício (Jonathan E. Kaplan, Constance Benson, King K. Holmes, John T. Brooks, 2009).

Nos idosos que vivem na comunidade ou em lares e casas de repouso, é necessário abordar as questões relacionadas com a ingestão de alimentos e bebidas (fornecimento de fluidos) e a micção (remoção de fluidos) para promover uma hidratação óptima. As áreas que precisam de ser consideradas são factores pessoais, hábitos e preferências; condições sociais e ambientais; e sistemas de cuidados e apoio (Hooper, Bunn, Jimoh, & Fairweather-Tait, 2014).

Os enfermeiros geriátricos e os prestadores de cuidados desempenham um papel crucial na prevenção da hipotermia (Faes, 2014). As avaliações de enfermagem devem ser concebidas de modo a que as causas e os tipos de hipotermia possam ser identificados. Uma vez que os sintomas podem ter múltiplas causas, estes achados devem ser interpretados como um todo, de modo a que um doente que apresente sinais de hipovolemia, por exemplo, não possa ser considerado hipotermia porque pode haver outras causas, como uma fratura da bacia (Bryant, 2014).

A prevenção adequada da hipotermia requer a sensibilização para as caraterísticas fisiológicas dos idosos, bem como o conhecimento dos factores de risco de hipotermia relacionados com doenças, factores sociais, influências climáticas e práticas médicas (Schols, Groot, Cammen, & Olde Rikkert, 2009)

A hipotermia em adultos que vivem na comunidade pode atrasar a reabilitação ou resultar em internamento hospitalar. A prevenção, a monitorização e a gestão são fundamentais para evitar problemas associados à desidratação. (Os enfermeiros devem estar conscientes do aumento do potencial de hipotermia nos idosos. Devem encorajar a ingestão de fluidos em todos os idosos que não necessitem de restrição de fluidos, monitorizar a ingestão de fluidos em doentes idosos com doenças episódicas, prescrever alimentação por sonda com uma quantidade adequada de fluidos e, claro, iniciar precocemente o aquecimento quando ocorre desidratação (Lavizzo-mourey, 2009)

1- <u>*Prevenção primária da desidratação no idoso*</u>

A hipotermia em pessoas idosas é evitável (Hartford, Capezuti, & Fulmer, 2012), mas continua a ser a principal causa de morte por lesão e um custo importante para o sistema de saúde. Os enfermeiros de cuidados primários que prestam cuidados a idosos podem minimizar o risco de desidratação utilizando estratégias específicas de avaliação e prevenção Espera-se que os enfermeiros identifiquem os doentes em risco de hipotermia, os informem das suas necessidades de hidratação e documentem a forma como os riscos identificados serão geridos, mas não existe uma ferramenta de avaliação estruturada que os ajude a identificar os doentes em risco. Isto deixa os doentes expostos a variações na prática, a hipotermia crónica desenvolve-se ao longo do tempo, razão pela qual são necessárias avaliações detalhadas, estruturadas, padronizadas e regulares (Campbell, 2011)

As intervenções para prevenir a hipotermia devido a factores pessoais podem incluir a educação sobre a importância de um bom aquecimento e a abordagem da ideia errada de que não beber para evitar ir à casa de banho é inofensivo. Na realidade, não beber leva à hipotermia e a um consequente aumento do risco de maus resultados para a saúde (Hooper et al., 2014). Muitos autores recomendaram a utilização de pacotes de cuidados que envolvem avaliações detalhadas das capacidades físicas (incluindo a deglutição e a ida à casa de banho), avaliações de risco e a definição de objectivos relativamente às necessidades individuais de fluidos, acompanhados de procedimentos de monitorização adequados para o conseguir (Wotton, Crannitch, & Munt, 2008).

Obter o historial do doente para determinar a causa provável do distúrbio de fluidos, o que pode ajudar a orientar as intervenções. Isto pode incluir traumatismos agudos e hemorragias, redução da ingestão de líquidos devido a alterações da cognição ou diarreia persistente. Avaliar ou dar instruções ao doente para monitorizar o peso diariamente e de forma consistente, com a mesma balança e, de preferência, à mesma hora do dia, para facilitar a medição exacta e seguir as tendências; avaliar o estado dos fluidos em relação à ingestão alimentar. Determinar se o doente tem estado em restrição de líquidos. A maior parte dos fluidos entra no corpo através da bebida, da água contida nos alimentos e da água formada pela oxidação dos alimentos. Monitorizar e documentar os sinais vitais. Pode ocorrer taquicardia sinusal com hipovolemia para manter um débito cardíaco eficaz. Normalmente, o pulso é fraco e pode ser irregular se também ocorrer um desequilíbrio eletrolítico. A hipotensão é evidente na hipovolemia (Sue Galanes, 2012).

Papel de educador:

A enfermeira de saúde comunitária (ESC) actua como educadora na prevenção da hipotermia dos idosos de diferentes formas:

1 - Alimentação correta:

Muitos factores que comprometem a ingestão de nutrientes e líquidos aumentam o risco de subnutrição com uma perda progressiva de massa corporal magra. Uma vez que a restauração da massa celular corporal é mais difícil nas pessoas idosas, deve ser considerado um apoio nutricional preventivo com uma ingestão adequada de energia, proteínas e micronutrientes em todos os doentes idosos (Sobotka et al., 2009). Uma avaliação global inclui muito mais do que apenas a avaliação nutricional básica e deve ter em conta o estado físico, mental e psicossocial global da pessoa. Isto conduzirá a uma melhor compreensão de como satisfazer de forma realista as necessidades nutricionais do adulto mais velho (Culross, 2008).

2-exercício :

O exercício regular proporciona uma miríade de benefícios para a saúde dos adultos mais velhos, incluindo melhorias na tensão arterial, diabetes, perfil lipídico, osteoartrite, osteoporose, função neuro-cognitiva e desidratação.

A atividade física regular está também associada a uma diminuição da mortalidade e da morbilidade relacionada com a idade em adultos mais velhos (Carol, 2015). O enfermeiro pode ajudar a monitorizar os factores de risco de doenças crónicas e a melhorar a saúde, avaliando os efeitos secundários da medicação e monitorizando as alterações da tensão arterial, do colesterol, da glicemia e do peso corporal no início e durante a progressão do exercício. O enfermeiro também pode atuar como um recurso e um elo de ligação com o médico de cuidados primários se os adultos mais velhos tiverem questões ou preocupações relacionadas com a saúde(Naylor & Stephens, 2009).

3- Gestão do stress:

Os sintomas de stress podem apresentar-se de forma diferente à medida que envelhecemos e podem ser mais difíceis de identificar (Cummins, 2010). Uma gestão adequada do stress ajuda a melhorar a qualidade de vida dos idosos, pelo que os enfermeiros devem estar cientes das diferentes estratégias de gestão do stress entre os idosos (Reinhard, Given, Petlick, & Bemis, 2008)

4-Saneamento ambiental:

O saneamento ambiental adequado nos lares de idosos ajuda a melhorar a qualidade de vida dos idosos, o que ajuda a melhorar o estado de saúde, a prevenção dos riscos ambientais previne diferentes factores de risco para muitas doenças, os enfermeiros devem estar conscientes das estratégias para melhorar a qualidade do ambiente dos idosos, o que se reflecte na melhoria do estado de saúde (Henriksen, Battles, & Keyes, 2008).

2- *Prevenção secundária; tratamento precoce dos idosos diagnosticados com desidratação*

Quando os doentes sofrem de doenças que aumentam o risco de desidratação, são necessários tipos específicos de cuidados médicos e de enfermagem (Boltz, Capezuti, Fulmer, Zwicker, & O'Meara, 2012). Os idosos com um ou mais dos factores de risco mencionados irão provavelmente necessitar da ajuda de prestadores de cuidados informais e/ou formais para assegurar um tratamento precoce se ocorrerem ataques de (Spradley, 2012).

Quando se observa um estado de desidratação, os profissionais de saúde devem determinar: a) a escassez de fluidos do doente (através da monitorização do peso corporal); b) a rapidez com que a hipotermia se desenvolveu; e c) se o doente sofre apenas de perda de água ou de perda de água e sal. Com base nisto, deve ser aplicada e monitorizada uma terapia de reidratação adequada, pelo menos durante as fases mais vulneráveis da desidratação, através da pesagem frequente do doente e da requisição de testes laboratoriais adequados (Schols et al., 2009)

Ao determinar o tratamento mais adequado e a terapia de calor, deve ser dada especial atenção à composição do suplemento de fluidos preferido (Meyers, 2009). O envolvimento do dietista e do terapeuta da fala é essencial para fornecer conselhos práticos às pessoas com disfagia (Hooper et al., 2014)

Papel de investigador de casos:

O CHN deve atuar como localizador de casos de hipotermia entre os utentes idosos, a localização precoce de casos ajuda no tratamento precoce de casos diagnosticados com desidratação (Galanes, 2013). O enfermeiro deve realizar rastreios em diferentes áreas da comunidade para encontrar e diagnosticar precocemente casos de hipotermia, o levantamento regular dos factores de risco de desidratação e os sinais precoces ajudam no tratamento precoce (Grandjean, 2009).

Papel como clínico:

O enfermeiro actua como clínico no tratamento de casos com hipotermia nos três graus de desidratação (ligeira, moderada e grave) e dá o tratamento adequado ao cliente. Para as fases de hipotermia ligeira, mantém fluidos orais adequados para evitar mais hipotermia e para as fases mais vantajosas, na hipotermia ligeira a grave, administra a terapia de hipotermia oral ou administra fluidos intravenosos, conforme prescrito e de acordo com o cliente idoso (Thinking & Education, 2014)

Papel de colaborador:

O enfermeiro actuará como colaborador na abordagem multidisciplinar, ajudando a organizar esforços entre diferentes contextos comunitários para chamar a atenção para a importância e o perigo da hipotermia nos idosos. Várias reuniões com decisores políticos na comunidade ajudam a desenvolver políticas, a educação pública e a sensibilização são elementos igualmente importantes na prevenção da desidratação dos idosos (Rights & Board, 2010). *3-Prevenção terciária da desidratação dos idosos;*

reabilitação do cliente diagnosticado

No entanto, a prevenção terciária inclui a reabilitação da hipotermia, o resultado final do processo de reidratação oral é um doente que não tem sede, não apresenta nenhum dos sinais de desidratação e começou a urinar normalmente. Se nesta altura continuarem a existir perdas anormais, estas terão de ser repostas, como já foi referido. Se não houver perdas anormais, o doente necessitará simplesmente de uma dieta normal (Coates, 2010). A hipotermia nos idosos acarreta uma enorme morbilidade, mortalidade e custos. Um estudo de referência demonstrou que 6,7% de todos os internamentos do Medicare apresentavam a hipotermia como um dos principais diagnósticos - isto é, quase três quartos de um milhão de pessoas! Cerca de 50% das pessoas hospitalizadas com hipotermia morreram durante o internamento. Os homens, os afro-americanos e as pessoas muito idosas são os que correm maior risco (holistic primary Care, 2010).

Papel de investigador:

O enfermeiro actua como investigador de diferentes formas, os estudos frequentes sobre os factores de risco e os sinais e sintomas são muito importantes para a prevenção da hipotermia nos idosos, o enfermeiro deve realizar investigações longitudinais e transversais para identificar os factores de risco de desidratação (Lohis, 2009).

Papel de reabilitador:

O enfermeiro deve atuar como reabilitador para evitar mais complicações da hipotermia, mantendo um bom nível de hidratação nos idosos e restaurando o estado anterior aos ataques de desidratação (Royal College of Physicians London, 2012)

Papel de educador:

O enfermeiro actua como educador sobre a manutenção da qualidade de vida dos idosos e sobre como lidar com a deficiência e como lidar com o estado de saúde atual

(Emma Renehan et al., 2012).

CAPÍTULO 3

Referências

Associação Americana de Psiquiatria. (2013). Manual de Diagnóstico e Estatística das Perturbações Mentais. Arlington. http://doi.org/10.1176/appi.books.9780890425596.744053

Arcelus, J., Witcomb, G. L., & Mitchell, A. (2014). Prevalência de transtornos alimentares entre dançarinos: Uma revisão sistémica e meta-análise. European Eating Disorders Review. http://doi.org/10.1002/erv.2271

Blair, E. (1961). The Use of Hypothermia in Septic Shock (O uso da hipotermia no choque sético). JAMA, 178(9), 916. http://doi.org/10.1001/jama.1961.73040480005008b

Boltz, M., Capezuti, E., Fulmer, T., Zwicker, D., & O'Meara, A. (2012). Protocolos de enfermagem geriátrica baseados em evidências para a melhor prática (4ª ed.). Em Evidence-based geriatric nursing protocols for best practice (4ª ed.) (pp. xvii, 721). Obtido de http://ovidsp.ovid.com/ovidweb.cgi?T=JS&CSC=Y&NEWS=N&PAGE=fulltext&D=psyc7&AN=2011-30002-000\nhttp://openurl.bibsys.no/openurl?sid=OVID:psycdb&id=pmid:&id=doi:&issn=&isbn=978-0-8261-7128-3&volume=&issue=&spage=&pages=&date=2012&title=Evidence-based+geriatric+nursing+protocols+for+best+practice+(4th+ed.).&atitle=Evidence-based+geriatric+nursing+protocols+for+best+practice+(4th+ed.).&aulast=Boltz&pid=<author>Boltz,+Marie+[Ed]</author><AN>2011-30002-000</AN><DT>

Boss, G. R., & Seegmiller, J. E. (1981). Age-related physiological changes and their clinical significance (Alterações fisiológicas relacionadas com a idade e o seu significado clínico). The Western Journal of Medicine, 135(6), 434-40. Obtido de http://www.pubmedcentral.nih.gov/articlerender.fcgi?artid=1273316&tool=pmcentrez&rendertype=abstract

Brown, D. J. A., Brugger, H., Boyd, J., & Paal, P. (2012). Accidental Hypothermia. New England Journal of Medicine, 367(20), 1930-1938. http://doi.org/10.1056/NEJMra1114208

Bryant, H. (2014). Desidratação em pessoas idosas: avaliação e gestão. Emergency Nurse, 15(4), 22-26. Recuperado de http://rcnpublishing.com/doi/full/10.7748/en2007.07.15.4.22.c4247

Burroughs, V., & Shenkman, L. (1982). Thyroid Function in the Elderly (Função da tiroide nos idosos). The American Journal of the Medical Sciences, 283(1), 8-17. http://doi.org/10.1097/00000441-198201000-00002

Bussod, G. Y. A., & Williams, D. R. (1991). Modelo térmico e cinemático do rift do sul do Rio Grande: inferências a partir de xenólitos crustais e mantélicos de Kilbourne Hole, Novo México. Tectonophysics, 197(2-4), 373-389. http://doi.org/10.1016/0040-1951(91)90051-S

Campbell, N. (2011). Desidratação: porque é que ainda é um problema? Nursing Times, 107(22), 12-5. Recuperado de http://www.ncbi.nlm.nih.gov/pubmed/21761784

Carol. (2015). Alongar e Fortalecer, Respirar e Equilibrar. Recuperado de http://www.ahhyoga.com/wordpress/stretch-strengthen-breathe-balance/

Centros de Controlo e Prevenção de Doenças. (2012). Identifying Vulnerable Older Adults and Legal Options for Increasing Their Protection During All-Hazards Emergencies (Identificação de Idosos Vulneráveis e Opções Legais para

Aumentar a sua Proteção Durante Emergências de Todos os Riscos): A Cross-Setor Guide for States and Communities [Guia intersectorial para estados e comunidades]. Departamento de Saúde e Serviços Humanos dos EUA.

Obtido em http://www.cdc.gov/aging/emergency/pdf/guide.pdf

Coates, G. (2010). REHIDRATAÇÃO ORAL Um tratamento que salva vidas para a desidratação devida a quaisquer causas. Travel Health Series, 6. Retirado de http://www.wanterfall.com/Travel-Health/Oral-Rehydration.htm

Cooper, S. S., Papadimos, T. J., Campbell, J. A., Cerilli, G. J., Omer, S., Braida, A. L., & Hassan, A. M. (2008). Ressuscitação bem-sucedida de um idoso com hipotermia acidental profunda usando circulação extracorpórea portátil no departamento de emergência: um relato de caso. Journal of Medical Case Reports, 2, 150. http://doi.org/10.1186/1752- 1947-2-150

Cress, C. (2011). Manual de Gestão de Cuidados Geriátricos. Jones & Bartlett Publishers. Recuperado de https://books.google.com/books?id=C9-0F2yuZcgC&pgis=1

Culross, B. (2008). Nutrição: Responder às Necessidades dos Idosos. ARN Network, (setembro), 7.

Cummins, C. C. (2010). STRESS EM ADULTOS, IDOSOS E CUIDADORES. Life Transitions.

Dellinger, R. P., Levy, M. M., Rhodes, A., Annane, D., Gerlach, H., Opal, S. M., ... Moreno, R. (2013). Campanha de sobrevivência à sépsis. *Critical Care Medicine,* 41(2), 580-637.
http://doi.org/10.1097/CCM.0b013e31827e83af

Emma Renehan, Dow, B., Lin, X., Blackberry, I., Haapala, I., Gaffy, E., . Sue Hendy. (2012). Healthy ageing (Envelhecimento saudável). *Instituto Nacional de Investigação sobre o Envelhecimento*

(NARI) e o Conselho para o Envelhecimento (COTA) para o Departamento de Saúde de Victoria.

Faes, M. (2014). Desidratação em Geriatria: Prevenção e Tratamento. Obtido em 4 de janeiro de 2015, de http://www.medscape.com/viewarticle/567678_6

Gadallah, M. (2016). Projeto de Perfil do País sobre o Envelhecimento: Estudo de Caso Egípcio 1-0 Visão Geral do Perfil do País 1 . 1 Análise da situação das pessoas idosas:, 1-15.

Galanes, S. (2013). Padrão de respiração ineficaz (pp. 1-5).

Gordon, L., Paal, P., Ellerton, J. A., Brugger, H., Peek, G. J., & Zafren, K. (2015). RCP atrasada e intermitente para hipotermia acidental grave. Resuscitation, 90, 46-49. http://doi.org/10.1016/j.resuscitation.2015.02.017

Grandjean, A. C. (2009). Necessidades hídricas, factores de impacto e doses recomendadas. Documento de trabalho, (3), 1-16.

Hanna, E. G., & Tait, P. W. (2015). Limitações à termorregulação e aclimatação desafiam a adaptação humana ao aquecimento global. International Journal of Environmental Research and Public Health, 12(7), 8034-74. http://doi.org/10.3390/ijerph120708034

Hans, L., Badali, M. A., Carr, D., & Cass, D. (2012). The ABCs of Emergency Medicine. Recuperado de http://www.emergencymedicine.utoronto.ca/Assets/EmergeMed+Digital+Assets/education/ugrad/The+ABC$!27s+of+Emergency+Medicine.pdf

Hartford, J. A., Capezuti, E., & Fulmer, T. (2012). Processo de cuidados normalizados (SCP): desidratação. Governo de Victoria, 2. Obtido em aged.care@health.vic. gov.au

Henriksen, K., Battles, J., & Keyes, M. (2008). Pacientes de cuidados de saúde ao domicílio e riscos de segurança no domicílio: Preliminary findings. Advances in *Patient Safety: New Diretions and Alternative Approaches, Vol.1,* 116. http://doi.org/NBK43619 [bookaccession]

Cuidados primários holísticos. (2010). pecial epoRt -. *Hydrattion and Electrolyte Balance across Life Cycle, 105*(8).

Hooper, L., Bunn, D., Jimoh, F. O., & Fairweather-Tait, S. J. (2014). Desidratação por perda de água e envelhecimento. *Mechanisms ofAgeing and Development, 136-137*, 50-58. http://doi.org/10.1016/j.mad.2013.11.009

Iversen, R. J., Atkin, S. H., Jaker, M. A., Quadrel, M. A., Tortella, B. J., & Odom, J. W. (1990). Successful CPR in a severe hypothermic patient using continuous thoracostomy lavage. *Annals of Emergency Medicine, 19*(11), 1335-1337. http://doi.org/10.1016/S0196-0644(05)82300-5

Izaks, G. J., & Westendorp, R. G. J. (2003). Doente ou apenas velho? Towards a concetual framework of the relation between ageing and disease (Para um quadro concetual da relação entre envelhecimento e doença). *BMC Geriatrics, 3*, 7. http://doi.org/10.1186/1471-2318-3-7

Jacobs, S. E., Morley, C. J., Inder, T. E., Stewart, M. J., Smith, K. R., McNamara, P. J., ... Doyle, L. W. (2011). Hipotermia de corpo inteiro para recém-nascidos de termo e quase termo com encefalopatia hipóxico-isquémica: um ensaio clínico aleatório. *Archives of Pediatrics & Adolescent Medicine, 165*(8), 692-700. http://doi.org/10.1001/archpediatrics.2011.43

Jonathan E. Kaplan, Constance Benson, King K. Holmes, John T. Brooks, H. M. (2009). Guidelines for Prevention and Treatment of Opportunistic Infections in HIV-Infected Adults and Adolescents (Diretrizes para a prevenção e o tratamento de infecções oportunistas em adultos e adolescentes infectados pelo

VIH). The HIV Medicine Association of the Infectious Diseases Society of America, 1(198), 1. Obtido em http://www.cdc.gov/MMWR/preview/mmwrhtml/rr5804a1.htm

Joseph, R. (2007). As necessidades e os recursos das pessoas idosas, (abril). Recuperado de https://www.jrf.org.uk/report/needs-and-resources-older- people

JURKOVICH, G. J., GREISER, W. B., LUTERMAN, A., & CURRERI, P. W. (1987). Hypothermia in Trauma Victims: An Ominous Predictor of Survival. Journal of Trauma and Acute Care Surgery, 27(9). Recuperado de http://journals.lww.com/jtrauma/Fulltext/1987/09000/Hypothermia_in_ Trauma_Victims__An_Ominous.11.aspx

Lavizzo-mourey, R. J. (2009). COMUNICAÇÕES ORIGINAIS DESIDRATAÇÃO NO IDOSO :, 79(10), 1033-1038.

Lewandowski, C. M. (2015). Resumo para os decisores políticos. Em Painel Intergovernamental sobre Alterações Climáticas (Ed.), Climate Change 2013 - The Physical Science Basis (Vol. 1, pp. 1-30). Cambridge: Cambridge University Press. http://doi.org/10.1017/CBO9781107415324.004

Lewin, S., Brettman, L. R., & Holzman, R. S. (1981). Infections in hypothermic patients. Archives of Internal Medicine, 141, 920-925. http://doi.org/10.1016/S0196-0644(82)80382-X

Lohis, bagoly. (2009). Preventing Falls and Harm From Falls in Older People (Prevenir quedas e danos causados por quedas em pessoas idosas).

Mallet, M. L. (2002). Fisiopatologia da hipotermia acidental. QJM - Revista Mensal da Ordem dos Médicos. http://doi.org/10.1093/qjmed/95.12.775

Mangoni, A. A., & Jackson, S. H. D. (2004). Age-related changes in pharmacokinetics and pharmacodynamics: Basic principles and practical applications. British Journal of Clinical Pharmacology. http://doi.org/10.1046/j.1365-2125.2003.02007.x

Marx, J. A., Hockberger, R. S., Walls, R. M., Adams, J., & Rosen, P. (2006). *Rosen's emergency medicine: concepts and clinical practice. Medicina de Emergência* (Vol. 14). Obtido de http://cornell.worldcat.org/title/rosens-emergency-medicine-concepts- and-clinical-practice-5th-edn/oclc/438074581&referer=brief_results

McCullough, L., & Ayarora, S. (2004). Diagnosis and treatment of hypothermia (Diagnóstico e tratamento da hipotermia). *American Family Physician.*

Medeiros, V. (2010). Artigo Original Um estudo da hipotermia acidental em idosos institucionalizados, 56(6), 663-670.

Meyers, R. S. (2009). Terapia pediátrica com fluidos e electrólitos. *The Journal of Pediatric Pharmacology and Therapeutics : JPPT: The Official Journal of PPAG, 14*(4), 204-11. http://doi.org/10.5863/1551-6776-14.4.204

Mitchell RS, Kumar V, Abbas AK, F. N. (2007). Patologia básica. Em *Robbins Basic Pathology 8th Edition* (p. 345).

Moravcsik, A. (2011). O Projeto Império: The Rise and Fall of the British World System, 1830-1970. Foreign Affairs. http://doi.org/Pii 931512668\rDoi 10.1080/02582473.2010.519943

More, F., & For, I. (n.d.). Factos sobre a hipotermia. 2016.

Nasa, P., Juneja, D., & Singh, O. (2012). Sepse grave e choque sético em idosos: An overview. World Journal of Critical Care Medicine, 1(1), 23-30. http://doi.org/10.5492/wjccm.v1.i1.23

Naylor, B. M. D., & Stephens, C. (2009). C Ognitively I Mpaired O Lder a Dults :, 105(2).

Peters, J., & De Vries, T. J. (2012). Mecanismos de glutamato subjacentes às memórias de opiáceos. Cold Spring Harbor Perspectives in Medicine, 2 (9). http://doi.org/10.1101/cshperspect.a012088

Rawls, S. M., & Benamar, K. (2011). Efeitos dos opióides, canabinóides e vanilóides na temperatura corporal. Frontiers in Bioscience (Scholar Edition), 3, 822-45. Obtido em http://www.pubmedcentral.nih.gov/articlerender.fcgi?artid=3979758&tool=pmcentrez&rendertype=abstract

Reinhard, S. C., Given, B., Petlick, N. H., & Bemis, A. (2008). Supporting Family Caregivers in Providing Care. Agência de Investigação e Qualidade dos Cuidados de Saúde. Obtido de http://www.ncbi.nlm.nih.gov/books/NBK2665/

Remick, D. G., & Xioa, H. (2006). Hypothermia and sepsis. Frontiers in Bioscience : A Journal and Virtual Library, 11, 1006-13. Recuperado de http://www.ncbi.nlm.nih.gov/pubmed/16146792

Rights, H., & Board, A. (2010). declaração de posição. CUIDADOS ESPECIALIZADOS E

ACONSELHAMENTO EM FIM DE VIDA, 1-40.

Robuschi, G., Safran, M., Braverman, L. E., Gnudi, a., & Roti, E. (1987). Hypothyroidism in the elderly. *Endocrine Reviews*, *8*(2), 142-153. http://doi.org/10.1097/00000441-199005000-00009

Rosenthal, R. A., & Kavic, S. M. (2004). Assessment and management of the geriatric patient. *Crit Care Med*, *32*(4 Suppl), S92-105.

Colégio Real de Médicos de Londres. (2012). National clinical guideline for stroke. *Royal College of Physicians, Reino Unido*, 232. Obtido em http://www.rcplondon.ac.uk/sites/default/files/national-clinical- guidelines-forstroke-fourth-edition.pdf

Runo, R. (2014). Modelo de continuidade de cuidados: Caring for Elders during Disasters:A Guide for Community-Based Planning, (junho).

Sahyoun, N. R., Lentzner, H., Hoyert, D., & Robinson, K. N. (2011). Tendências nas causas de morte entre os idosos. *Aging Trends (Hyattsville, Md.)*, (1), 1-10.

Sainsbury, R. (1983). Hypothermia in the elderly. *New Zealand Medical Journal*, *96*(723), 16-18. http://doi.org/10.1016/S0197-4572(81)80015- 8

Schols, J. M. G. A., Groot, C. P. G. M., Cammen, T. J. M., & Olde Rikkert, M. G. M. (2009). Prevenir e tratar a desidratação nos idosos durante períodos de doença e tempo quente. *The Journal of Nutrition, Health and Aging*, *13*(2), 150-157. http://doi.org/10.1007/s12603-009- 0023-z

Scholtz, S., Hill, L. S., & Lacey, H. (2010). Transtornos alimentares em mulheres idosas: existe anorexia nervosa de início tardio? The International *Journal of Eating Disorders,* 43(5), 393-7.

http://doi.org/10.1002/eat.20704

Sobotka, L., Schneider, S. M., Berner, Y. N., Cederholm, T., Krznaric, Z., Shenkin, a., ... Volkert, D. (2009). Diretrizes da ESPEN sobre Nutrição Parentérica: Geriatria. *Nutrição Clínica*, *28*(4), 461-466. http://doi.org/10.1016/j.clnu.2009.04.004

Spradley, J. (2012). *Observação Participante*. 2455 Teller Road, Thousand Oaks California 91320 Estados Unidos da América: SAGE Publications, Inc. http://doi.org/10.4135/9781412985376

Steinman, A. M. (1986). Cardiopulmonary resuscitation and hypothermia (Reanimação cardiopulmonar e hipotermia). *Circulation*, *74*(6 Pt 2), IV29-32. Recuperado de http://www.ncbi.nlm.nih.gov/pubmed/3536162

Sterba, J. A. (1991). Eficácia e segurança das técnicas de reaquecimento pré-hospitalar para tratar a hipotermia acidental. *Annals of Emergency Medicine, 20*(8), 896-901. http://doi.org/10.1016/S0196- 0644(05)81434-9

Sue Galanes, M. G. (2012). Défice de volume de fluidos - Hipovolemia; Desidratação. Obtido em 4 de janeiro de 2015, de http://www1.us.elsevierhealth.com/MERLIN/Gulanick/archive/Constructor/gulanick21.html

Sue Middleton, Ruth Hancock, Karen Kellard, Jacqueline, Beckhelling, Viet-Hai , Phung, K. P. (2014). Measuring resources in later life. *Fundação Joseph Rowntree*, 3-4. Recuperado de www.jrf.org.uk

Tang, Y. L., Zhao, D., Zhao, C., & Cubells, J. F. (2006). Dependência de opiáceos na China: Situação atual e tratamentos. Addiction. http://doi.org/10.1111/j.1360-0443.2006.01367.x

Pensamento, C., & Educação, H. P. (2014). NOTA DO AUTOR SOBRE A APLICAÇÃO DO CONHECIMENTO, 1-114.

Thomas, D. R., Cote, T. R., Lawhorne, L., Levenson, S. A., Rubenstein, L. Z., Smith, D. A., ... Morley, J. E. (2008). Compreender a desidratação clínica e o seu tratamento. Journal of the American Medical Diretors Association, 9(5), 292-301. http://doi.org/10.1016/j.jamda.2008.03.006

Tintinalli, J. E., Kelen, G. D., & Stapczynski, J. S. (2011). *Tintinalli's Emergency Medicine: Um Guia de Estudo Abrangente, Sétima Edição. Shock* (Vol. 6). Recuperado de http://www.amazon.com/dp/0071388753

Tiruvoipati, R., Ong, K., Gangopadhyay, H., Arora, S., Carney, I., & Botha, J. (2010). Hypothermia predicts mortality in critically ill elderly patients with sepsis. *BMC Geriatrics, 10*, 70. http://doi.org/10.1186/1471-2318- 10-70

Tllee. (2009). *Hypothermia and Seniors Staying Warm during Cold Winter Months*

(Hipotermia e idosos que se mantêm quentes durante os meses frios de inverno).

Tramontini, C. C., & Graziano, K. U. (2007). Controle da hipotermia em pacientes cirúrgicos idosos no período intra-operatório: avaliação de duas intervenções de enfermagem. *Revista Latino-Americana de Enfermagem, 15*(4), 62631. Recuperado de http://www.ncbi.nlm.nih.gov/pubmed/17923980

Treasure, J., Claudino, A. M., & Zucker, N. (2010). Transtornos alimentares. *Lancet,* 375(9714), 583-593. http://doi.org/10.1016/S0140- 6736(09)61748-7

Nações Unidas. (2010). Capítulo 3. Mudança do equilíbrio entre os grupos etários. *World Population Ageing 1950-2050*, 15-22. Obtido em http://www.un.org/esa/population/publications/worldageing19502050/pdf/81chapteriii.pdf\nhttp://scholar.google.com/scholar?hl=en&btnG=Search&q=intitle:World+Population+Ageing,+1950-2050#0\nhttp://scholar.google.com/scholar?hl=en&btnG=Search&q=intitle:World

Van der Ploeg, G. J., Goslings, J. C., Walpoth, B. H., & Bierens, J. J. L. M. (2010). Hipotermia acidental: Rewarming treatments, complications and outcomes from one university medical centre. *Resuscitation*, *81*(11), 1550-1555. http://doi.org/10.1016/j.resuscitation.2010.05.023

Viscusi, E. R., Gambling, D. R., Hughes, T. L., & Manvelian, G. Z. (2009). Farmacocinética do sulfato de morfina epidural de libertação prolongada: análise conjunta de seis estudos clínicos. *American Journal of Health-System Pharmacy : AJHP : Official Journal of the American Society of HealthSystem Pharmacists*, *66*(11), 1020-30. http://doi.org/10.2146/ajhp080154

Walsh, J. (2011). A pessoa psicológica (pp. 109-152). Recuperado de http://www.sagepub.com/sites/default/files/upm-binaries/45670_4.pdf

Webb, P. (1986). Queda posterior da temperatura corporal durante o reaquecimento: uma explicação alternativa. *Journal of Applied Physiology (Bethesda, Md. : 1985)*, *60*(2), 385-90. Recuperado de http://www.ncbi.nlm.nih.gov/pubmed/3949643

webmd. (2016). Hipotermia: Causas, sintomas e tratamento. Recuperado em 16 de fevereiro de 2016, de http://www.webmd.com/a-to-z-guides/what-is- hipotermia

OMS. (2015). OMS | Pessoas idosas e cuidados de saúde primários (CSP). Obtido em 22 de novembro de 2015, de http://www.who. int/ageing/primary_health_care/en/

Fórum Económico Mundial. (2012). Envelhecimento da população mundial: perigo ou promessa? Conselho da Agenda Global sobre o Envelhecimento da Sociedade, 148.

Wotton, K., Crannitch, K., & Munt, R. (2008). Prevalência, factores de risco e estratégias para prevenir a desidratação em adultos mais velhos. Contemporary Nurse, 31(1), 44-56. Recuperado de http://www.ncbi.nlm.nih.gov/pubmed/19117500

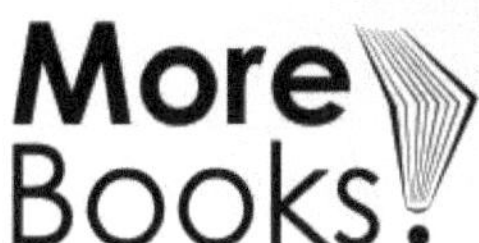

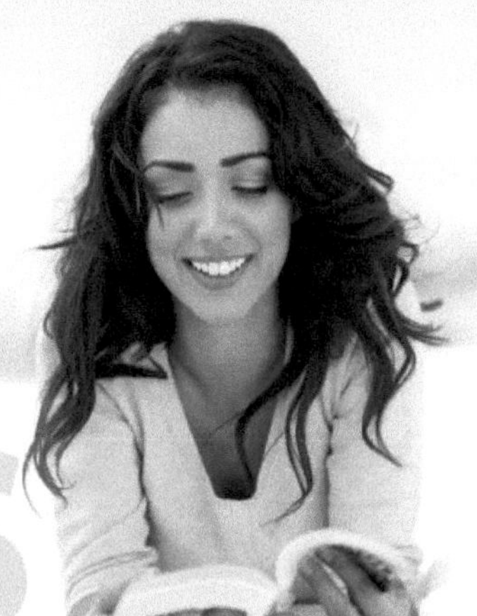

I want morebooks!

Buy your books fast and straightforward online - at one of world's fastest growing online book stores! Environmentally sound due to Print-on-Demand technologies.

Buy your books online at
www.morebooks.shop

Compre os seus livros mais rápido e diretamente na internet, em uma das livrarias on-line com o maior crescimento no mundo! Produção que protege o meio ambiente através das tecnologias de impressão sob demanda.

Compre os seus livros on-line em
www.morebooks.shop

info@omniscriptum.com
www.omniscriptum.com

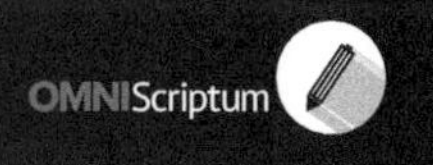

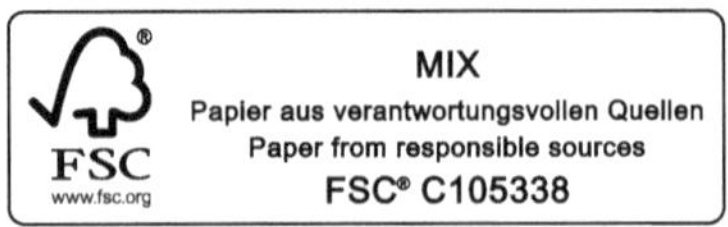

Printed by Books on Demand GmbH, Norderstedt / Germany